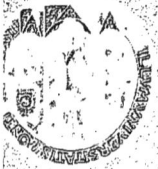

Docteur Faustin JEAN

Vert

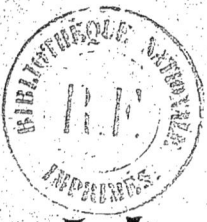

Les

Abcès calcifiés

du Testicule

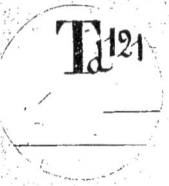

Td 121

MONTPELLIER
GUSTAVE FIRMIN ET MONTANE

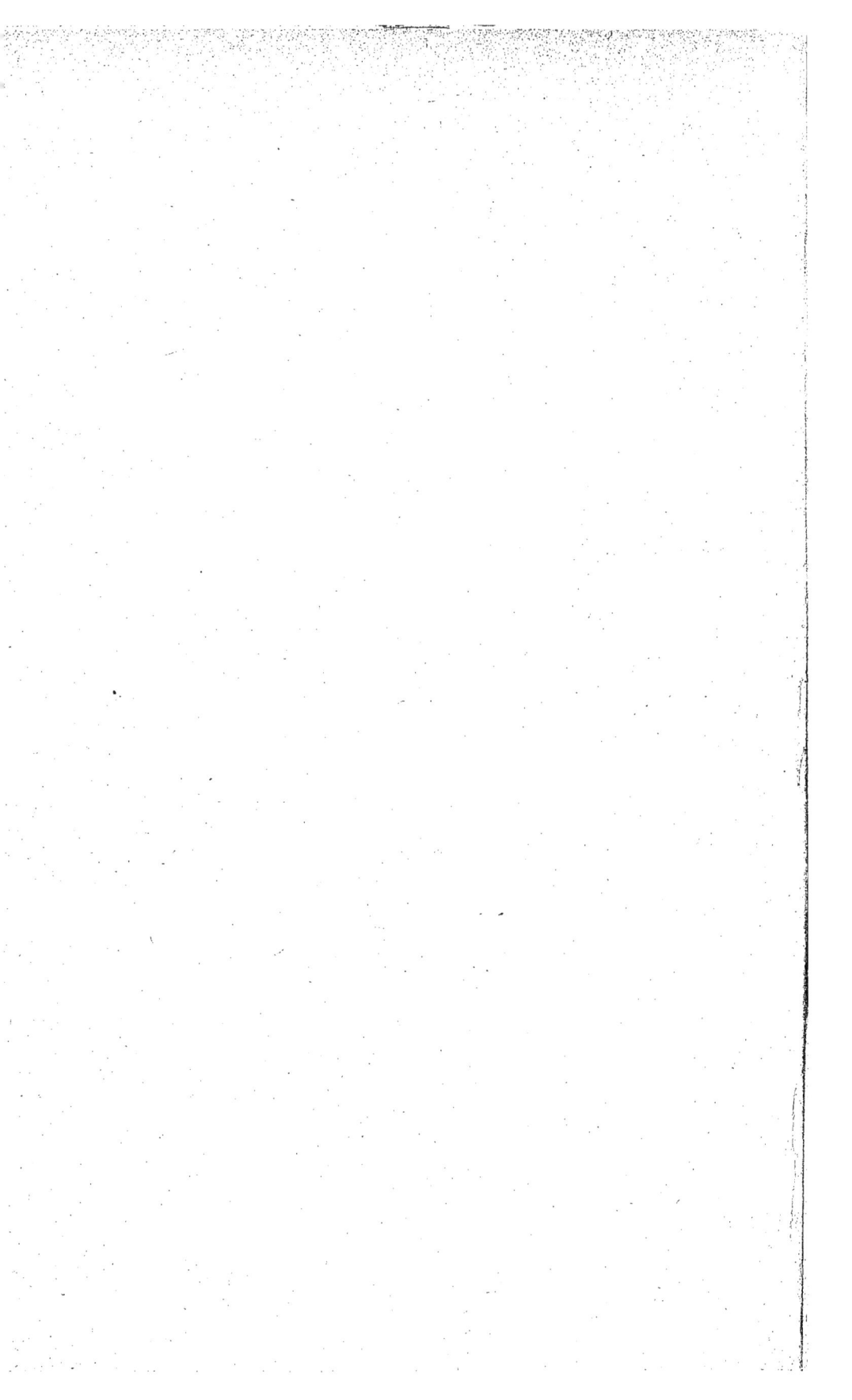

LES

ABCÈS CALCIFIÉS

DU TESTICULE

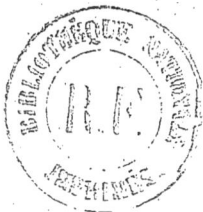

PAR

Faustin JEAN

DOCTEUR EN MÉDECINE

MONTPELLIER

IMPRIMERIE Gustave FIRMIN et MONTANE

Rue Ferdinand-Fabre et Quai du Verdanson

1900

Td 121

195

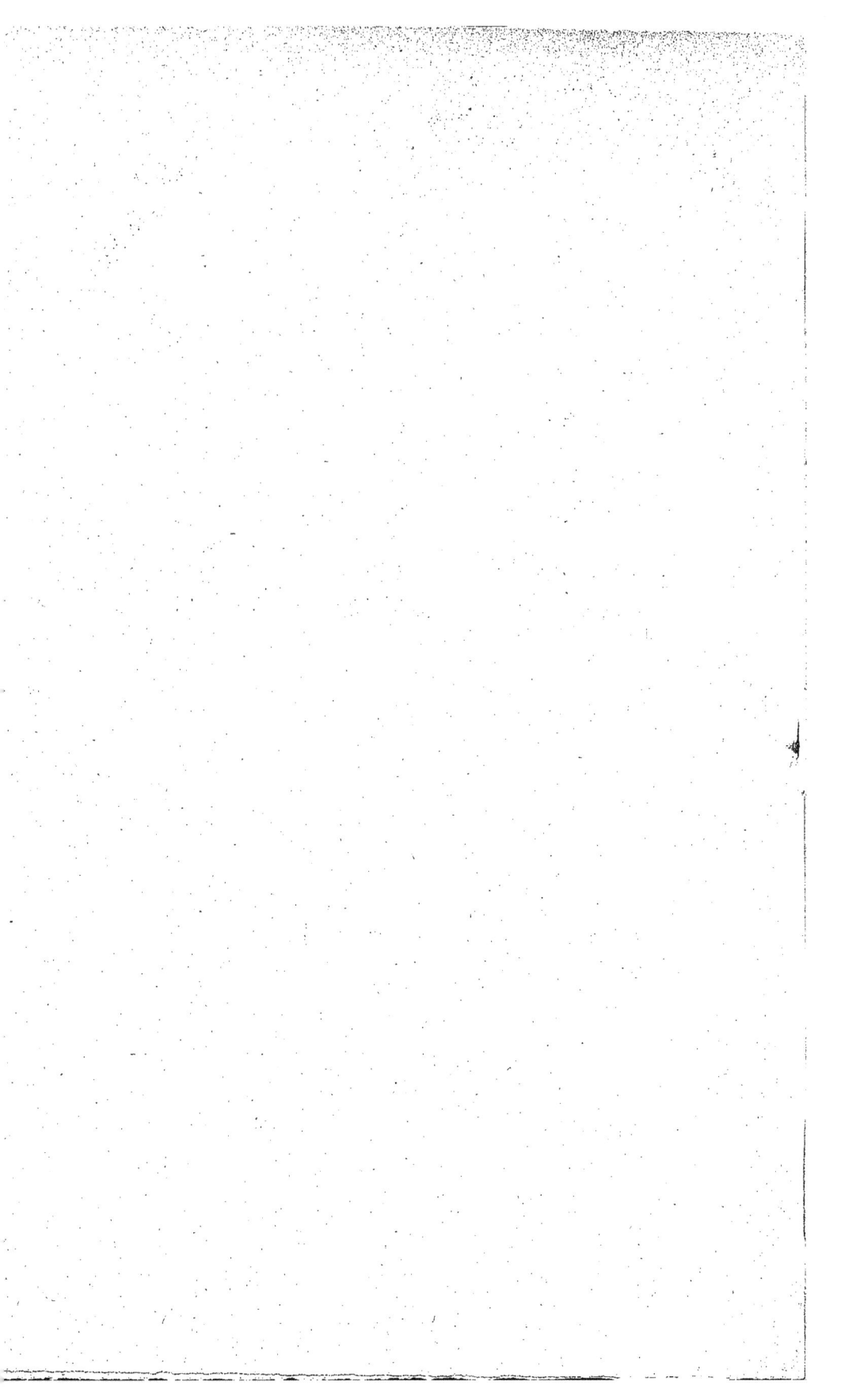

A MES PARENTS

A MES AMIS

F. JEAN.

MONSIEUR LE PROFESSEUR BOSC

A MES MAITRES

PRÉAMBULE

Les affections chroniques du testicule ont fait l'objet de nombreux travaux, et, cependant, une opinion absolue n'est point encore faite sur l'étiologie de ces lésions. — Après les idées de Curling et de ses successeurs, créant les orchites suppurées chroniques, et laissant dans l'ombre la tuberculose génitale, il s'est formé une réaction dont Reclus a été le premier défenseur dans son admirable thèse sur l'orchite tuberculeuse. Pour lui, on devrait considérer toutes les affections chroniques du testicule évoluant d'une façon lente vers une suppuration froide, comme étant de nature tuberculeuse. Notre intention n'est pas d'entreprendre un sujet aussi vaste; nous nous restreindrons aux affections chroniques qui ont subi la dégénérescence calcaire. Nous n'avons pas l'intention de partir en guerre contre les assertions de Reclus, vraies dans la grande majorité des cas, mais seulement d'apporter une observation qui nous a paru intéressante, et que nous devons à l'obligeance de M. le professeur Bosc. Dans cette observation, il a été impossible de découvrir, soit à l'examen bactériologique, soit à l'examen histologique, le moindre élément tuberculeux. Il nous a donc semblé que la proposition de Reclus n'était point absolue, et qu'il pouvait exister des abcès

froids dont l'évolution lente fût semblable à celle des
abcès tuberculeux, qui subissent la dégénérescence calcaire, et qui sont d'origine inflammatoire ou microbienne
autre que le bacille de Koch.

Mais, avant d'entreprendre notre sujet, nous devons
exprimer publiquement nos remerciements à M. le professeur Bosc, qui a bien voulu nous faire l'honneur d'accepter la présidence de notre thèse.

Nous associons dans un même élan de reconnaissance,
M. le professeur Courchet, de l'Ecole de Pharmacie,
notre cousin, et M. le professeur Granel, notre premier
Maître qui, durant toutes nos études, n'ont cessé de nous
prodiguer les sages conseils dictés par leur grand cœur
et leur longue expérience scientifique.

Nous garderons toujours un précieux souvenir de l'en-
seignement éminent de nos Maîtres de la Faculté de
Montpellier.

Que nos Maîtres de l'Ecole de Marseille veuillent
bien accepter aussi l'hommage de notre gratitude, ainsi
que nos chefs de service à l'asile d'Aix : M. le docteur
Rey, médecin-directeur, MM. les docteurs Chevalier-
Lavaure et Monestier, qui furent pour nous mieux que des
chefs, des amis plus expérimentés.

ABCÈS CALCIFIÉS

DU TESTICULE

CHAPITRE PREMIER

ÉTUDE GÉNÉRALE DU PROCESSUS DE CALCIFICATION

Avant d'entreprendre une description d'ensemble sur la calcification, nous tenons à donner d'elle une définition qui nous permette de la délimiter nettement :

« La calcification, dit Talamon (1), est un dépôt formé par les liquides organiques surchargés de chaux, traversant des tissus nécrobiosés ou doués d'une vitalité insuffisante. »

Nous pouvons ainsi éliminer l'ossification pathologique avec laquelle on l'a longtemps confondue, qui, elle, est un phénomène d'activité cellulaire,

---

(1) Talamon. — *Rev. de méd. et de chir.*, 1877.

« le résultat d'une transformation progressive et active, sous l'influence de l'irritation » (1).

D'ailleurs l'examen microscopique permet de constater la formation d'ostéoplastes, et une disposition régulière des éléments, que l'on ne trouve pas dans l'infiltration calcaire.

L'analyse chimique qui montre dans le tissu ossifié une proportion définie entre la substance collogène et les sels calcaires, ne laisse voir aucun rapport entre la substance albuminoïde et les produits d'infiltration ; et lorsqu'on a fait agir sur elle un acide quelconque et produit la dissolution des sels calcaires, on retrouve la substance infiltrée, sans rapport avec la structure régulière du tissu osseux.

Cette incrustation calcaire est caractérisée par la présence de granulations plus ou moins abondantes de phosphate tribasique de chaux et de carbonate de chaux « et dans certains cas seulement, de phosphate de magnésie et de chlorure de sodium » (2).

Ces granulations sont « tantôt isolées, anguleuses ou arrondies sous forme de corps globulaires, à couches concentriques, tantôt disposées d'une façon irrégulière » (3).

L'abondance de ces granulations peut être variable. Tantôt la calcification est incomplète, tantôt il existe une véritable pétrification. Les tissus ont, dans

---

(1) Rayer.— Ossif. morbide comme terminaison des phlegmasies. — *Arch. de Méd.*

(2) Förster. — Manuel d'anat. path., trad. par Kaula.

(3) Cornil et Ranvier. — Man. d'hist. path., I, 60.

ce cas, une certaine transparence et une grande dureté ; dans le premier, au contraire, les granulations calcaires déterminent une opacité et une résistance plus grandes qu'à l'état normal.

Quelques cellules isolées peuvent aussi s'incruster (cellules incrustées); les sels calcaires forment autour d'elles des grains disposés irrégulièrement ou en couches concentriques, et infiltrent la cellule elle-même.

Cruveilhier (1) considère « la sécrétion de phosphate calcaire comme un des produits morbides les plus fréquents dans l'organisme, après la sécrétion du pus et de la matière dite tuberculeuse. »

La calcification peut se présenter comme un phénomène physiologique, en dehors de tout processus morbide, (elle est presque exclusive au vieillard) ou à l'état pathologique.

Dans ces deux cas, elle est la manifestation du ralentissement de la vie dans les tissus qu'elle envahit, que ce ralentissement soit dû à l'involution des tissus sus l'influence de la vieillesse, soit qu'il représente la manifestation ultime d'un processus inflammatoire. Les tissus, troublés dans leur nutrition, ayant perdu leurs moyens de défense vasculaires et nerveux, se laissent infiltrer par les sels calcaires. « Ceux-ci, dit M. Bouchard, se précipitent parmi les cadavres des éléments et des fibres interstitielles, et jusque dans leurs interstices » (2).

---

(1) Cruveilhier. — Anat. path., III, 831.
(2) Bouchard. — Path. gén. III. 2. p. 623

La première condition qui domine la pathogénie de la calcification est donc l'affaiblissement ou l'arrêt de la vitalité du tissu qui subit l'infiltration.

Mais à cette cause locale s'ajoutent des conditions générales. Les matières calcaires, qui existent à l'état normal dans tous les plasmas de l'organisme, baignent constamment les tissus. La calcification ne pourra donc se produire que dans trois circonstances :

1° Il y a excès de substance calcaire dans les humeurs, et cette augmentation peut être due, soit à l'alimentation, soit à un processus de décalcification physiologique chez le vieillard, ou pathologique, dans la carie ou le cancer des os, et dans certaines maladies comme dans la tuberculose, la scrofule, le rachitisme, le rhumatisme, les maladies nerveuses, soit à un défaut délimination par lésion rénale. Cette accumulation dans les humeurs, par défaut d'excrétion, serait constante, d'après Virchow, dans tous les cas de calcification, ou par excès de désassimilation. Cette calcémie deviendrait une véritable diathèse calcaire. Lobstein (1) en émit le premier l'idée que Virchow soutint ensuite, et qui fut acceptée et développée par Talamon (3). Celui-ci même distingua trois variétés dans cet état dyscrasique : 1° une

---

(1) Lobstein. — Traité d'anat. path. II, 160.

(2) Virchow. — Kalk metastasen, *arch. f. Path.*, Berlin 1855, VIII, 103-113.

(3) Talamon. — De la Calcification. *(Rev. de Méd. et de Chir.*, 1877, 540).

dyscrasie physiologique, effet de l'âge, 2° une dyscrasie métastatique, résultant d'altérations profondes
du squelette osseux ; 3° une dyscrasie ou diathèse
calcaire proprement dite, qui est une simple hypothèse.

2° La qualité du dissolvant des sels calcaires peut
se modifier. C'est ainsi que Cruveilhier avait déjà
admis que la diminution de l'acide carbonique, dans
le sang et dans les liquides organiques, et, par
conséquent, l'augmentation de l'alcalinité, favo-
risait la calcification ; c'est cette hypothèse qui expliquerait la fréquence plus considérable des calcifications des poumons et des artères,

3° La production de composés insolubles par
décomposition de substance soluble fut invoquée par
Dumas (de Montpellier) (1), qui accusait la destruc-
tion de l'albumine et de la gélatine. La combinaison
de la chaux avec d'autres corps capables de donner
un sel insoluble, soit par combinaison d'acides gras,
soit par saponification des graisses, a été considérée
par d'autres auteurs comme pouvant jouer un grand
rôle dans la cacification.

D'après M. Chabrié (2), ce serait la lécithine qui
fixerait l'acide carbonique et transformerait en sels
insolubles le phosphate et le carbonate de chaux.

Les microbes eux-mêmes peuvent être des agents

_____

(1) Dumas. — Aperçu physiologique sur les transformations des organes. *Jour. gén. de méd.*, XXIII.

(2) Chabrié. — Les phénomènes chimiques de l'ossification.

de réactions chimiques complexes et variées et intervenir dans les productions calcaires.

Quant au mécanisme du dépôt des sels de chaux, on ne le connaît guère. D'après Rindfleisch, « les sels de chaux, tenus en dissolution dans les liquides organiques, semblent se déposer, soit lorsqu'ils trouvent dans le protoplasme des cellules des substances qui s'unissent à eux, soit lorsque les tissus que traverse le sang étant appauvris en lymphatiques ne sont plus le théâtre d'une circulation normale des liquides nutritifs. ». On pourrait aussi faire intervenir la tendance qu'a l'organisme à se débarrasser des produits nocifs et inutiles dans les tissus où la nutrition est moins active.

Ce processus de calcification variera selon qu'il se fera dans un tissu sain ou dans un tissu déjà altéré.

Dans le tissu sain, sans altération préalable de structure, il y aura une simple déposition de granulations calcaires qui s'incrusteront dans l'épaisseur du tissu.

Lorsque, au contraire, et il en sera le plus souvent ainsi, le tissu sera dégénéré, en voie de nécrobiose, la transformation se fera par substitution de sels calcaires aux matières granulo-graisseuses ou caséeuses.

Cette substitution pourra être incomplète et donner lieu à une matière de consistance crayeuse, mélange de substance calcaire et de matière graisseuse, ce sera la concrétion crétacée ou caséo-crétacée de Laënnec et de C. Rogée ; --- ou complète, donnant alors des agglomérations dures, pierreuses (concrétions calcaires).

Parfois encore, la calcification est précédée par la néoformation d'un tissu fibroïde composé d'une trame amorphe, disposée en couches concentriques, dépourvue de vaisseaux et contenant seulement quelques cellules plates.

Ainsi donc, on peut admettre la définition du professeur Gubler, pour qui « la calcification est un dépôt formé par les liquides séreux traversant des tissus nécrobiosés ».

Ces lésions préalables des tissus, lieux d'appel de la calcification, sont, la plupart du temps, des lésions tuberculeuses. Certains auteurs même n'admettent que celles-là. Broussais considérait les concrétions calcaires comme une des phases de la dégénérescence tuberculeuse ; Laënnec, comme « un mode de transformation de la matière tuberculeuse, et comme un produit des efforts de la nature pour amener la guérison de la phtisie ». Andral, Boudet, Rogée, Cruveilhier, Renzi, partagèrent ses idées. Talamon les accepta avec quelques réserves. Déjerine les admet pleinement.

Cependant, les dépôts calcaires peuvent provenir de lésions irritatives et ulcéreuses non tuberculeuses, comme les infarctus, les inflammations, les abcès, les kystes et les tumeurs. Ces concrétions calcaires seraient souvent, pour Rayer, le résidu d'un petit dépôt de pus.

Mais si elles sont souvent secondaires à des lésions irritatives ou suppurées et constituent un stade de guérison, elles pourront souvent rester à l'état latent, ou bien devenant intolérantes, être le point de départ d'inflammations suppuratives et ulcéreuses, ou encore s'associer à des lésions surajoutées, devenant elles-mêmes un lieu de moindre résistance.

CHAPITRE II

CALCIFICATION DANS LES TISSUS ET LES ORGANES ET EN PARTICULIER DANS LE TESTICULE.

Nous avons vu quelles étaient les lois générales et locales qui présidaient au processus de calcification, quelle en était l'évolution et quels étaient son mécanisme et ses causes.

Nous retrouverons dans les tissus la manifestation de ce phénomène de dégénérescence chaque fois que ces conditions se trouveront réunies.

Tous les tissus, en effet, peuvent subir l'infiltration calcaire, qu'ils aient subi ou non une altération préalable apparente de structure.

Le tissu cartilagineux est le plus fréquemment atteint et la différence qui existe entre la calcification ou phosphatisation et l'ossification ne peut être souvent révélée que par le microscope.

Le tissu osseux, les artères, subissent souvent aussi l'infiltration calcaire. Le tissú conjonctif, rarement infiltré pour les uns, fréquemment pour les autres, ne le serait, selon Talamon, qu'après avoir subi un stade de modification sous forme de tissu fibroïde. Les veines et les lymphatiques peuvent être atteints. Les séreuses, les bourses muqueuses, les corps étrangers organiques des séreuses, ont une grande tendance à l'infiltration des sels calcaires. Les tissus fibreux et musculaires paraissent réfractaires à la calcification et sont plus souvent le siège d'ossifications pathologiques. Le tissu nerveux paraît à l'abri des dépôts calcaires; on en cite cependant quelques rares exemples.

Partout nous voyons ce processus évoluer par infiltration dans les tissus non altérés, ou par substitution des sels calcaires aux matières granulo-graisseuses ou au tissu fibroïde néoformé.

Les organes sont fréquemment aussi le siège de concrétions calcaires.

Le poumon est le plus souvent atteint, et peut l'être dans ses différentes parties. Ce processus de calcification, étudié par M. Poulalion (1), pourrait survenir en dehors des lésions tuberculeuses, dans les fausses tuberculoses actinomycosiques, ou par cladothrix, dans les foyers de pneumonie chronique chez les vieillards, dans les infarctus.

Parmi les autres organes le corps thyroïde, le thymus, la mamelle, les ovaires, les testicules, le rein, le vitré et le cristallin dans l'œil, peuvent subir la calcification. Le placenta lui-même peut s'incruster de sels calcaires.

Les tumeurs sont quelquefois le siège d'infiltrations plus ou moins limitées. Rares dans les tumeurs

_____

(1) Les pierres du poumon et la pseudo-phtisie pulmonaire d'origine calculeuse. Thèse de Paris, 1891.

à marche rapide, telles que les sarcomes, les carci-
nomes, les épithéliomes, elles sont fréquentes, au
contraire, dans les tumeurs dont l'évolution est lente,
telles que les fibromes et les fibro-myomes, les
enchondromes (sujets aussi à l'ossification), les
lipomes, et les psammomes ou sarcomes angiolithi-
ques de Cornil et Ranvier. Tous les kystes, sébacés,
séreux, mais surtout hydatiques, peuvent présenter
une incrustation de leur paroi, ou même une transformation calcaire de leur contenu ; le processus en
serait le même que dans les ganglions caséifiés,
dans les noyaux des pneumonies caséeuses, dans le
pus ancien et épaissi des vieilles poches purulentes.

La calcification dans les tumeurs est donc sou-
mise aux mêmes lois que dans les tissus et nécessite
le ralentissement de l'activité vitale et la dyscrasie
calcaire.

Calcification dans le testicule. — Le testicule —
et par testicule nous entendons ici, non seulement la
glande qui préside aux fonctions de spermatogenèse,
mais encore l'épididyme, la tunique vaginale et les
canaux déférents — le testicule donc subit parfois
le processus de calcification.

Là, comme dans les autres tissus, l'infiltration calcaire peut prendre des aspects variés.

D'après Curling (1) elle se développerait par

---

(1) Curling. — Maladies du testicule, 428-429.

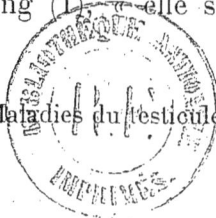

une transformation particulière de la matière plastique développée sous l'influence de l'inflammation » et elle affecterait deux formes :

1° En lamelles. Selon Cornil et Ranvier (1), à la suite d'inflammations adhésives ou purulentes de la vaginale avec calcification de l'exsudat, il y aurait épaississement de la séreuse, qui serait alors constituée de lames parallèles superposées entre lesquelles se trouvent des cellules plates. Ce tissu néoformé subirait alors l'infiltration calcaire, qui prendrait la forme lamellaire.

2° La calcification en masses irrégulières et amorphes serait fréquente dans l'épaisseur de l'épididyme et plus rarement dans le corps même du testicule. Elle serait le plus souvent le résultat de la transformation des tubercules et constitue non un processus de guérison, mais un mode de terminaison louable. Ces masses crétacées ou pierreuses ont une frappante analogie avec les concrétions calcaires du poumon et des ganglions bronchiques. Elles pourraient même exister en dehors du testicule et de l'épididyme et du canal déférent et seraient situées dans le tissu cellulaire ; ce sont les « tubercules excentriques de Gosselin ».

Tantôt sous forme diffuse, irrégulièrement distribuée, la dégénérescence calcaire peut être assez étendue ; tantôt elle est régulière et très limitée, consistant en noyaux arrondis. Sans texture spéciale,

---

(1) Cornil et Ranvier. — Manuel d'hist. path., 464.

ces concrétions ont, cependant un noyau central dur et compact.

Le siège de formation peut être très variable. Le plus souvent, ces concrétions calcaires siègent dans l'épididyme et c'est le *globus major* qui est alors atteint de préférence ; ce point de départ est fréquent dans la tuberculose testiculaire.

Mais la vaginale présente fréquemment aussi des concrétions calcaires, concrétions qui peuvent être adhérentes ou même se libérer, et forment des cellules libres dans la cavité vaginale. Les maladies inflammatoires en sont le plus souvent la cause.

Les incrustations calcaires sont moins fréquentes dans le testicule proprement dit ; celles-ci sont, d'ailleurs, souvent consécutives à des lésions similaires de l'épididyme ou de la vaginale. Les concrétions calcaires développées sur l'albuginée étant souvent des lésions de contiguïté.

Le cordon, enfin, participe aux lésions calcaires, lésions qui font suite à des incrustations de l'épididyme ou qui sont développées primitivement.

Comme dans tous les tissus, les dépôts calcaires du testicule peuvent se faire par des processus différents :

1° Les tissus, sans altération de structure, apparente du moins, subissent une infiltration calcaire, et la phosphatisation a lieu par simple dépôt de sels calcaires. Si, alors, on décalcifie, au moyen d'un acide, ces tissus, on retrouve la trame primitive et normale. Mais ce mode de formation, d'ailleurs très rare, n'est pas admis par tous les auteurs, car rien

n'expliquerait la localisation, aucune cause locale
n'existant, bien qu'on ait toutes les conditions générales nécessaires à la métastase. Nous n'avons trouvé
aucune observation de cette nature.

2º Il est plus naturel d'admettre la nécessité d'une
cause locale, d'une cause mécanique, d'une inflammation simple, infectieuse ou bacillaire.

Le tissu altéré passe par différents stades dont
l'infiltration calcaire représente l'ultime modification.
Le tissu peut être altéré par nécrobiose d'origine
tuberculeuse, ou simplement inflammatoire, ou
microbienne, ou encore par néoplasie. « Les dépôts
calcaires, dit Cooper (1), sont bien plus souvent l'effet
d'une simple inflammation chronique ancienne et
du changement de structure de l'âge, comme les
dépôts calcaires des vaisseaux sanguins, que le résultat d'une action maligne ».

C'est ainsi que l'inflammation de l'hydrocèle passée
à l'état chronique peut provoquer un épaississement
de la vaginale par des pseudo-membranes fibreuses.
« La présence des matières calcaires caractérise-
rait même, d'après Gosselin (2), le troisième degré des
fausses membranes dans les hydrocèles et les hématocèles ». On pourrait aussi « rencontrer, sur la face
interne de la vaginale, de petites lamelles pseudo-
membraneuses qui peuvent, ou s'ossifier ou acquérir

---

(1) Cooper. — On the structure and diseases of the testis.
1841, 175.

(2) Gosselin. — *In* Traité des maladies du testicule de
Curling.

un pédicule et devenir libres dans la cavité vaginale » (1). Rayer (2) considère cette calcification morbide comme fréquente à la suite d'anciennes hydrocèles symptomatiques des phlegmasies chroniques du testicule, et quelquefois chez les individus qui avaient été opérés par injection.

Le dépôt calcaire peut, rarement il est vrai, former de véritables coques pierreuses qui enveloppent le testicule. Le plus fréquemment, la lésion est localisée et l'on voit des plaques calcaires développées dans l'épaisseur de la séreuse et formant une plaque saillante. C'est ce que l'on rencontre principalement chez les vieillards.

On trouve alors, à l'examen histologique, des granulations calcaires ou des plaques de pétrification qu'on considérait autrefois comme de véritables formations osseuses. « Ces transformations, disent Cornil et Ranvier (3), ne surviennent que lorsque les produits de l'inflammation ont perdu leur vitalité, de telle sorte que ce processus pourrait être comparé à la catégorie des faits d'infiltration calcaire dans les tissus qui ont cessé de vivre ».

Melchiori (4) en cite une observation assez remar-

---

(1) Fœrster. — Manuel d'anatomie pathologique. Traduit par Kaula 1853, 423.

(2) Ossification morbide considérée comme terminaison des phlegmasies chroniques (*Arch. gén. de méd.* 1823, I, 499.)

(3) Cornil et Ranvier. — Man. d'hist. path., I. 60.

(4) G. Melchiori. — Gazz. med. ital. lomb. Milano 1852, 3ᵉ s., III, 49-51.

quable (incrostazzione calcare della vaginale del testiculo).

Dans une autre observation d'Henriot (1) il serait survenu un abcès du testicule au-dessous d'une hydrocèle enkystée du cordon.

Le malade, âgé de 70 ans, était atteint d'une hydrocèle au-dessus de la tête de l'épididyme, contenant environ 100 gr. de liquide ; au-dessous, le testicule et l'épididyme étaient refoulés et circonscrits par une coque fibro-calcaire, qui les séparait d'une poche purulente contenant environ 25 gr. de pus verdâtre. La vessie et la prostate étaient normales, les vésicules séminales de volume normal, mais remplies de concrétions calcaires. Cette tumeur, trouvée par hasard, remontait à plusieurs années, et contenait beaucoup de cholestérine. L'affection principale du malade (cancer du pylore), fit négliger la complication testiculaire. On ne trouva rien à l'examen microscopique qui fût de nature cancéreuse.

Avons-nous affaire ici à une infiltration calcaire à laquelle s'est surajoutée une lésion suppurée ou à une incrustation ayant pour origine l'abcès formé sur un tissu déjà préparé par l'hydrocèle ?

L'épanchement du liquide dans l'hydrocèle agirait comme une cause mécanique.

De la même manière, agiraient les vieilles hématocèles, dont les fausses membranes se transforment

---

(1) Henriot. — Bull. Soc. anat. de Paris 1877, XVII, 403-405.

par places ou dans la plus grande partie de leur étendue en « îlots cartilaginiformes, qui deviennent, à la longue calcaires. La cavité tout entière peut même être limitée par une paroi solide qui a l'apparence d'une coque » (1). Le plus souvent, il est vrai, on ne rencontre que des plaques calcaires isolées. L'infiltration calcaire n'est, ici, qu'un stade dans l'évolution de l'exsudat. Celui-ci s'organise, produit des fausses membranes, lesquelles prennent, à leur tour, un aspect fibroïde. L'infiltration calcaire survient facilement dans ces plaques cartilaginiformes où les vaisseaux sanguins sont rares ou absents. La vaginale subit une lésion de voisinage, le tissu conjonctif sous-jacent prolifère, elle s'épaissit et subit, à la longue, une transformation fibreuse et même cartilagineuse, après laquelle elle peut s'incruster de sels calcaires. Toute affection chronique de longue durée affectant la vaginale peut donc occasionner sa transformation en tissu cartilaginiforme avec dépôts calcaires.

En est-il de même de l'épididyme ? et la calcification pourra-t-elle se produire dans une lésion inflammatoire ou microbienne autrement que dans les tubercules ?

Les infarctus et les hématomes peuvent, de même que les exsudats de la vaginale, provoquer une infiltration calcaire dans leur évolution régressive. Il pourrait même exister, d'après Fournier, une épidi-

_____

(1) Monod et Terrillon. --- Maladies du testicule et des annexes, 1889, 262.

dymite pseudo-tuberculeuse d'origine blennorrhagique, dans laquelle la suppuration se présente avec
des symptômes subaigus et même chroniques. La
formation d'un petit abcès pourrait attendre quelquefois plusieurs mois et s'ouvrir par un trajet fistuleux qui persiste longtemps.

L'infiltration calcaire peut se produire dans ce
cas. D'après Reclus (1), il est vrai, cette espèce d'orchite doit se rapporter, le plus souvent, à des pous-
sées peu graves de tuberculose génitale. Nous verrons, en effet, que la tuberculose est la lésion
nécrobiotique la plus fréquente qui se termine par
des indurations calcaires de l'épididyme.

La glande spermatique, ce que nous appelons le
testicule proprement dit, peut s'incruster de sels calcaires. Les traumatismes, la blennorrhagie passée à
la forme chronique, les traumatismes de l'urèthre
chez les rétrécis, les maladies infectieuses, sont le
point de départ d'orchites qui peuvent occasionner
des suppurations aiguës ou évoluer d'une façon
chronique, suppurée ou non. La fièvre typhoïde principalement, les sondages chez les rétrécis et les calculeux surtout peuvent être l'origine de suppurations,
à marche chronique ; Hanot et Cervelle en citent deux
cas consécutifs à la dothiénentérie. Tel aussi le cas
de J. Burns (2), où, chez un vieillard de 72 ans, les
deux testicules furent atteints d'abcès sans rapport

---

(1) J.-N. Burns-*Brit. med. journ.* London, 1888, II, 290
(2) Reclus. --- Du tubercule, du testicule et de l'orchite
tuberculeuse (Thèse de Paris, 1876).

avec la tuberculose à la suite de cathétérismes répé-
tés et de lésions inflammatoires prostatiques. Laugier cite un autre cas, où l'on trouve, à la coupe du
testicule : « quatre ou cinq excavations, grosses
comme un pois, creusées dans la substance de la
glande et renfermant du pus concrété ».

La tunique albuginée participe souvent à l'impré-
gnation des sels calcaires. Dans les orchites à marche chronique, dit Forster (1), l'exsudat se résorbe
ou s'organise, ou encore devient purulent ». Les
abcès se vident en dehors, ou bien la tunique albuginée, partiellement, et ses prolongements s'indurent
par de l'exsudat organisé, dans lequel il peut se dé-
velopper plus tard des concrétions. La calcification
de l'albuginée serait donc souvent consécutive à des
suppurations du testicule ; « elle a été observée chez
des sujets qui avaient éprouvé des phlegmasies des
organes ou des tissus sur lesquels cette membrane
est juxtaposée ; les calcifications morbides de ces
tissus fibreux sont probablement le résultat d'infiltration développée par contiguïté de tissus » (2). Il
serait fréquent, d'après Cooper, de trouver sur la
tunique albuginée et les testicules de petits fragments de cartilage et de substance calcaire ; quelquefois même, l'albuginée peut être entièrement con-
vertie en matière calcaire. Tel n'est point l'avis de
Talamon (3), qui nie l'existence des plaques calcaires

---

(1) Forster. Man. d'an. path., traduit par Kaula, 1853, 423.
(2 Rayer. Arch. gén. de méd., 1823, 1, 327.
(3) Talamon. Rev. de méd. et de chir., 1877, 314.

de l'albuginée : « Les plaques ossiformes de l'abuginée appartiennent à la vaginale ».

Nous verrons que, le plus souvent encore, c'est à la suite de tubercules caséifiés que se développe le processus de calcification.

Les voies spermatiques sont souvent envahies par la phosphatisation. « L'épaississement et les concrétions des parois du canal déférent doivent probablement être rapportées à une inflammation qui accompagne celle de l'épididyme (1)» ; elles peuvent aussi être dues à une inflammation ou à une infection descendante ; cette inflammation peut se propager de la vessie à la prostate, de là aux vésicules séminales et au cordon. Comme dans l'observation de Lallemand (2), où, chez un vésical prostatique, on trouvait des vésicules séminales et des conduits spermstiques cartilagineux et infiltrés de sels calcaires ; cette altération calcaire s'étendait aux artères du voisinage (honteuse interne et autres artérioles) ; le testicule était parfaitement sain.

Corvisart (3) avait présenté à la Société anatomique un autre cas de calcification du canal déférent.

Dans une autre observation de Lallemand (4) :

---

(1) Forster. Traité d'anat. path., 1853, 423.

(2) Lallemand. Des pertes séminales involontaires. Paris 1836. Obs. n° 8.

(3) Corvisart.— Bull. de la Soc. anat., 1847.

(4) Lallemand.— Des pertes séminales involontaires. Observation n° 2.

Chez un vieillard de 72 ans, mort de congestion cérébrale, on trouva une pétrification des canaux déférents avec suppuration des vésicules séminales. Le malade avait eu de nombreuses blennorrhagies, toujours négligées et souvent compliquées d'orchite. On ne trouva aucune lésion pulmonaire ; la vessie était injectée et ecchymotique ; la prostate absolument normale ; l'urèthre et le col de la vessie injectés ; les vésicules séminales dilatées, à parois épaissies et surfaces régulières adhérentes aux parties voisines, renfermant chacune environ 8 grammes de pus, incomplètement cloisonné dans trois ou quatre cavités. Les canaux déférents étaient tortueux et complètement pétrifiés dans l'étendue d'environ 3 pouces, mais non oblitérés.

Et Lallemand fait remarquer que cette pétrification n'est pas l'effet de l'âge, l'ayant observée dans des circonstances semblables chez des sujets fort jeunes. Il l'attribue à une inflammation ancienne ; qui s'est propagée de la muqueuse uréthrale aux testicules par les conduits éjaculateurs, les vésicules séminales, les canaux déférents. Etant donné l'état cartilagineux de ces canaux à l'état normal, ils subissent facilement l'incrustation calcaire quand ils sont enflammés chroniquement.

Mais, si les lésions préalables nécessaires à la formation des concrétions calcaires peuvent être parfois d'origine mécanique, simplement inflammatoire ou encore infectieuse, nous ne devons pas oublier que la tuberculose est encore la lésion qui aboutit le plus fréquemment à la transformation calcaire, Et cela se comprend, puisqu'elle réunit, à elle seule, les conditions locales de nécrobiose et l'augmentation des substances calcaires dans les liquides humoraux.

Laënnec et Rogée soutenaient même que « la calcification était toujours un mode de guérison du tubercule ». Acceptée par Cruveilhier, cette opinion n'est admise qu'avec des réserves par Talamon, qui admet que d'autres lésions sont susceptibles de subir la transformation calcaire. M. Déjérine conclut, avec Laënnec, « que les produits calcifiés relèvent presque toujours, pour ne pas dire plus, de la tuberculose ».

L'infiltration calcaire se ferait dans ces masses caséeuses comme elle se produit dans une partie qui ne vit pas, séjournant au milieu de tissus vivants (telles les grossesses extra-utérines, les infarctus, les ganglions lymphatiques dégénérés).

D'après Hanot, trois variétés de modifications dans l'évolution du tubercule pourraient aboutir à l'infiltration calcaire : le tubercule fibreux de Laënnec, le tubercule stationnaire de Charcot, le tubercule caséeux. Et dans cette dernière forme la transformation calcaire pourrait avoir lieu directement dans ce tubercule caséeux par substitution, grain à grain, de la matière calcaire ; ou, plus rarement, dans la cavernule formée à la suite du ramollissement et de l'élimination de la matière caséeuse. Il faudrait alors qu'il y ait transformation calcaire du produit purulent qui remplit la caverne oblitérée à nouveau.

Nous retrouverons ici ces deux transformations :

1° complète, sous forme de concrétions calcaires, dures, irrégulières ou arrondies; 2° incomplète, sous forme de concrétions crétacées, blanc jaunâtre, ayant souvent une masse centrale plus dure. Elles ne présentent aucune texture déterminée; « Ce ne sont, dit Cruveilhier, que des dépôts pulvérulents de phosphate terreux, sans trame vivante propre, ou bien des agrégations plus ou moins résistantes ».

Leur siège de prédilection est dans l'épididyme ; elles peuvent atteindre la glande testiculaire, mais le plus souvent par propagation de l'épididyme. Elles sont parfois entourées de tissus paraissant sains, ou le plus souvent, elles ont développé autour d'elles une prolifération conjonctive.

M. Déjérine (1) a recherché dans ces granulations la présence du bacille de Koch. Après porphyrisation des matières calcaires, il fait l'examen direct par la méthode d'Ehrlich-Weigert. Sur 10 cas de concrétions calcaires il n'a pu retrouver qu'une seule fois des bacilles fossilisés. Sur 7 concrétions crétacées, tous les examens ont été positifs. L'inoculation dans le péritoine des cobayes, dans tous les cas de concrétions calcaires ou crétacées, a été négative.

La calcification serait un mode de terminaison assez fréquent de la tuberculose génitale : « Ces concrétions calcaires trouvées dans le testicule résulte-

---

(1) Déjerine. — Recherches sur la structure intime du tubercule et ses transformations. *Arch. gén. de Méd.* 1854. Vol. I. Série V. Tome III. 421.

raient, d'après Curling (1) de la transformation de la matière tuberculeuse déposée dans le testicule pendant les premières années de la vie ».

Ces formes évoluant vers le processus calcaire constituent les formes « bénignes » de Velpeau et de Vidal de Cassis, la « tuberculose localisée » de Cruveilhier, à côté desquelles se trouvent les formes graves à généralisation rapide.

Les tubercules semblent affectionner particulièrement l'épididyme et c'est dans le *globus major* que l'on rencontre le plus souvent l'induration primitive. Aussi est-ce dans l'épididyme que l'on rencontre le plus souvent les concrétions calcaires tuberculeuses. De là elles peuvent s'étendre au canal déférent ou au testicule.

Nous donnerons une observation de Broca (2), pour n'en citer qu'une au milieu de tant d'autres (de Kœhler (3), de Luddon (4), de Tott (5), de Gamgée (6), etc.)

« Chez un homme de 55 à 60 ans, poumons sains, petite concrétion dure de l'épididyme saillant sur le séreuse vaginale ; cordon moniliforme, contenant des

---

(1) Curling. — Maladies du testicule.

(2) Broca. — Bull. Soc. anat. de Paris, 1851, XXVI, 375.

(3) Kœlher. — Pam. Towarz. Lek. Warlzawe, 1841. V. 198-202.

(4) Luddon. — *Lancet*. London, 1853. I. 174.

(5) Tott. — Jour. f. Chir. u. Angenh., Berlin, 1830, XIV, 156-158.

(6) Gamgée. — London, Compton a Ritchic, 1858. 8°, 7 pp. 1 vol. pl.

tumeurs arrondies de la grosseur d'une noisette, crétacées, s'échelonant jusqu'à la tête de l'épididyme. Dans la prostate, il existe un tubercule. Les vésicules séminales sont atrophiées.

Il existe aussi une autre lésion exceptionnelle, il est vrai, que l'on rencontre sur les confins de l'épididyme, et qui est à la fois tuberculeuse et crétacée, lésion que Gosselin appelait des « tubercules excentriques » et qu'il croyait développée dans le tissu cellulaire ambiant; il la considéra dans la suite comme un produit de tuberculisation du *vas aberrans*. Reclus (1) en cite un exemple dans sa thèse :

« A l'autopsie on trouva, au niveau du bord externe et inférieur de la partie moyenne de l'épididyme, un noyau très saillant, du volume d'un pois, perçu pendant la vie en déprimant les bourses. Cette petite tumeur était fort dure; sur une coupe, on constata qu'elle était constituée par plusieurs couches concentriques ; la plus centrale était pierreuse, très compacte, et ne s'écrasait que très difficilement. En dehors de ce noyau, se trouvait une zone peu épaisse de substance caséeuse ; la couche périphérique formait une coque fibreuse attenant au tissu péri-épididymaire, aux dépens duquel elle paraissait, d'ailleurs formée.

_____

(1) Reclus. — Du traitement des testicules et de l'orchite tuberculeuse (Thèse de Paris, 1876).

Il s'agissait donc bien d'un « tubercule excentrique » et non du *vas aberrans* tuberculisé.

La transformation crétacée pouvant avoir lieu dans les organes génitaux comme dans les poumons, est considérée par Salleron (1) « comme un mal de terminaison très désirable, de nature à prévenir beaucoup d'accidents possibles », mais non comme une guérison absolue.

Les tumeurs des testicules peuvent subir cette transformation calcaire. Elle serait peu fréquente dans l'enchondrome, comme dans tous les enchondromes glandulaires.

Cooper (2) cite l'observation d'une tumeur du testicule supposée squirrheuse, très volumineuse et très dure, qui contenait des portions cartilagineuses et d'autres ossifiées.

Dans l'épithélioma, on trouve parfois des perles composées d'éléments cartilagineux ou cornés qui peuvent subir la dégénérescence calcaire.

Neumann (3) cite l'observation d'un ostéome du testicule.

Toutes les concrétions calcaires d'origine inflammatoire, tuberculeuse ou néoplasique ont une constitution chimique semblable. Elles sont composées de sels de chaux et de matières organiques.

---

(1) Salleron. — Mémoire sur les affections des organes génitaux de l'homme (*Arch. gén. de méd.*, juillet 1869.)

(2) Cooper. — On the structure and diseases of the testis, 1841, 175.

(3) Neumann. — In. *Arch. des Heilkunde*, 1875, 92.

Curling (1) en donne une analyse dans son traité :

Phosphate de chaux. . 45
Carbonate de chaux. . 17
Matières animales. . 38
_____
Pour. . . . 100 parties.

On y trouverait parfois aussi du pigment et des cristaux de cholestérine (2).

Quelle sera l'évolution de ces concrétions calcaires ? D'après Curling, « ces dépôts ossiformes peuvent longtemps persister dans le testicule à l'état indolent, mais peuvent aussi, plus tard, y exciter une inflammation suppurative d'où résulte la production de fistules difficiles à guérir ».

Elles pourront donc rester à l'état latent, ou bien évoluer vers la guérison en s'éliminant, après avoir déterminé une inflammation suppurative, ou encore être le point de départ de lésions tuberculeuses surajoutées, devenant alors un lieu de moindre résistance.

_____

(1) Curling.--- Maladies du testicule.
(2) Mandl. --- *Arch. gén. de méd.*, 1854, v° 1, série V, I, III.

CHAPITRE III

LES ABCÈS CALCIFIÉS DU TESTICULE. — DIAGNOSTIC
AVEC LES AFFECTIONS CHRONIQUES DU TESTICULE ET
LES ABCÈS FROIDS TUBERCULEUX. — PRONOSTIC. —
TRAITEMENT. — CONCLUSIONS.

Le processus de calcification peut donc se rencontrer dans des maladies du testicule de nature très différente. Nous avons vu qu'on le retrouvait à la suite de lésions inflammatoires ou traumatiques et d'infections à microbes vulgaires ou à bacille de Koch ; qu'on le retrouvait aussi quelquefois dans les tumeurs.

Est-il toujours possible de faire un diagnostic anatomique et pathogénique ?

Després (1), dans sa thèse, signale déjà la difficulté du diagnostic qui existe entre la tuberculose génitale d'une part et, de l'autre, les inflammations et les abcès chroniques. Aujourd'hui, après la thèse de Reclus, on tend à voir dans tout processus mor-

---

(1) Després. — Essai sur le diagnostic des tumeurs du testicule. Thèse de Paris, 1861.

bide suppurant d'une façon lente et froide, une forme
de la tuberculose. Nous pensons qu'il peut en être
autrement et que le diagnostic quelquefois peut
devenir très difficile pour ne pas dire plus.

En présence d'une tuméfaction dure du testicule,
nous devons nous demander s'il y a réellement
tumeur calcifiée, quel en est son siège et sa nature.

Nous éliminons d'emblée toutes les affections
aiguës du testicule, dont le diagnostic ne pourra pas
en imposer pour une tumeur calcifiée.

Nous aurons à rechercher l'existence des produits
dégénérescence calcaire : 1° dans les lésions qui ne
communiqueront pas à l'extérieur (lésions testiculaires fermées) ; 2° dans les affections du testicule
s'ouvrant à l'extérieur par des trajets fistuleux (lésions
testiculaires ouvertes). Notons, en passant, que la
tumeur pourra rester à l'état latent et devenir une
découverte imprévue du malade ou du médecin.

Dans les lésions fermées, nous nous poserons ces
deux questions : 1° de quelle nature est cette tumeur ?
2° la tumeur est-elle calcifiée ?

En présence d'un sujet porteur d'une tumeur dure
du testicule, les premières investigations vont por-
ter sur les antécédents héréditaires et personnels du
malade.

Nous saurons s'il est fils de cancéreux ou de
tuberculeux, ou de syphilitique ; nous rechercherons
si tout jeune il n'a pas présenté de ganglions volumineux ou autres affections locales bacillaires telles
que arthrite ou abcès froid.

Si c'est un adulte, nous lui demanderons surtout

s'il n'a, à aucun moment de son existence, présenté des manifestations syphilitiques.

Nous tiendrons compte, dans cet interrogatoire, de l'âge du sujet. Notre investigation portera ensuite sur le début de l'affection testiculaire dont il est atteint.

Nous saurons ainsi s'il a présenté une ou des uréthrites blennorrhagiques compliquées d'orchites, quelle est la durée de la maladie ; de quelle façon elle a évolué, avec ou sans rémission, avec ou sans douleur ; quelle a été sa grosseur, avec ou sans suppuration, le traitement qui a été institué, ou les opérations qui ont été faites. De cette analyse, nous arriverons d'emblée à de fortes présomptions au sujet de la nature de la tumeur (hydrocèle, testicule tuberculeux, testicule syphilitique, cancéreux, blennorrhagique) ; et nous faisons l'examen du malade, général, régional et local.

Est-ce une tumeur à évolution très lente, volumineuse, régulière, à fluctuation profonde, indolore, sauf à sa partie postéro-inférieure, où le patient éprouve la sensation caractéristique testiculaire ? Nous porterons le diagnostic d'hydrocèle.

Est-ce une tumeur plus petite, régulière, indolente, opaque, donnant au doigt la sensation parcheminée ? C'est une hématocèle.

Si le début de la tumeur a été rapide, douloureux, après une période d'inflammation uréthrale, nous penserions à une épididymo-orchite blennorrhagique prolongée ; la douleur à la pression, la chaleur légère du scrotum, le siège de l'induration dans la queue de l'épididyme, annonçant des troubles dans la fonction spermatique amèneront au diagnostic.

Si l'évolution de la tumeur a été lente, et que nous constations un épididyme dur, bosselé au niveau de la tête, non douloureux, avec canal déférent plus dur et plus gros que de coutume, cette tumeur survenant en même temps que d'autres lésions régionales tuberculeuses (prostate, vésicules séminales) ou générales (tuberculose pulmonaire, abcès froids), notre diagnostic de testicule tuberculeux s'impose.

Mais nous voici en présence d'un testicule alourdi, aplati transversalement en galet, absolument indolore, sans bosselure appréciable, à marche lente et insidieuse, chez un ancien porteur de lésions syphilitiques; nous avons affaire à une syphilis du testicule.

Si la tumeur est volumineuse, à début insidieux, recouverte d'un scrotum distendu, parcouru par un lacis de veinules dilatées, adhérent à la tumeur, avec des douleurs propagées dans les lombes, très dure et chez un sujet déjà âgé, nous pensons à un néoplasme du testicule. L'exploration des ganglions de l'aine et des ganglions lombaires prévertébraux, confirmera ce diagnostic. Quant à la variété de la tumeur, le diagnostic en sera très difficile, pour ne pas dire plus, et ne pourra être fait que par la marche même de la maladie, rapide dans le carcinome, le sarcome et le lymphadénome, plus lente dans le squirrhe, plus lente encore dans le fibrome, l'enchondrome, l'ostéome.

Le diagnostic de nature posé, pourrons-nous savoir si la tumeur a subi la dégénérescence calcaire ? Pour affirmer qu'il y a lésion calcifiée, nous nous baserons sur les signes de dureté spéciale à la concrétion calcaire, dureté qu'un palper exercé arrivera à distinguer de la sensation de dureté cartilagineuse ou de tension. A ces signes locaux, nous ajouterons la recherche des conditions d'ordre local et général nécessaires à la transformation calcaire ; le ralentissement de la vitalité dans l'organe atteint associé à la dyscrasie calcaire, physiologique (vieillesse), pathologique (par défaut d'émonctoire, ou excès de désassimilation).

Mais, parfois, la lésion sera suppurée et les abcès suivant leur évolution naturelle communiqueront avec l'extérieur par des trajets fistuleux.

Le diagnostic de tumeur calcifiée sera alors facile et la sensation de dureté pierreuse sera directement perçue par le stylet explorateur. Cette sensation n'entraînera cependant pas une certitude absolue, puisqu'elle sera semblable dans le cas de tumeur ossifiée, dont on ne pourra la distinguer que par l'examen microscopique d'un produit d'élimination ; Nous devrons donc recourir encore aux signes pathologiques et les corroborer par le diagnostic clinique.

Et ce diagnostic de nature devra être fait pour toutes les affections suppuratives pouvant atteindre le testicule ou se calcifier.

Les hydrocèles et les hématocèles calcifiées ne suppureront que si elles sont le siège d'une infection surajoutée (infection à bacilles vulgaires ou à gonoccoque) ; mais, dans ce cas, des phénomènes inflammatoires à marche aiguë se déclareront.

Dans le testicule scléro-gommeux, le début de l'évolution ressemble à celui de la tuberculose, mais la syphilis respecte généralement l'épididyme, atteignant particulièrement le testicule. L'hydrocèle secondaire y est très fréquente ; la suppuration existe moins souvent, se fait jour par un trajet fistuleux, à cavité anfractueuse; mais la matière secrétée est puriforme avec des grumeaux blancs ; il se forme un fongus superficiel ou profond. Il n'est d'ailleurs que la manifestation secondaire ou tertiaire de la syphilis qu'on retrouve dans les antécédents. Le traitement spécifique en est la pierre de touche, faisant cesser toute suppuration.

Les tumeurs cancéreuses arrivées à la période de suppuration sont facilement reconnaissables à leurs végétations saignantes, ulcéreuses, à l'engorgement ganglionnaire et à l'état cachectique. La marche rapide de la maladie, l'examen microscopique qui montrera des cellules cancéreuses doivent en éloigner le diagnostic.

Il nous reste à différencier deux affections suppurées du testicule : les abcès chroniques d'origine inflammatoire banale et ceux d'origine inflammatoire spéciale au bacille de Koch. Ces deux affections, en effet, s'observent dans les mêmes conditions, ont un début insidieux, souvent sans cause appréciable, une évolution identique et un aspect clinique semblable. Le plus souvent, en effet, sur la face

antérieure du testicule, nous trouvons une ulcération
large, à bords épaissis, anfractueux, dont le fond
arrive jusqu'au testicule. Cette ulcération est recouverte de masses purulentes contenant des parties
granuleuses ; c'est l'aspect des masses caséeuses.
Le stylet, introduit dans la plaie, mène à une cavité
située dans le testicule, d'où sortent des masses
osseuses puriformes, dans lesquelles on retrouve des
canaux séminifères. Tel est l'aspect clinique de tous
abcès chroniques du testicule.

Si nous prenons quelques gouttes de pus pour en
faire l'examen microbiologique, nous trouverons
tantôt des bacilles de Koch, seuls ou associés, tantôt
des bacilles vulgaires et ordinaires de suppuration
sans aucun bacille de Koch. Dans le premier cas, les
inoculations aux cobayes produiront des tubercules;
dans le deuxième cas, on n'aura qu'une suppuration
vulgaire. La microbiologie et les inoculations nous
permettent de conclure à la dualité entre les abcès
chroniques d'inflammation banale et les abcès
tuberculeux.

Nous tenons d'autant plus à séparer nettement
ces deux variétés d'abcès chroniques que Reclus a
voulu réduire toutes les suppurations chroniques
aux lésions tuberculeuses.

Cependant, les orchites chroniques suppurées, ou
abcès chroniques du testicule, ont été observées par
A. Cooper, Nélaton, Denonvilliers, Curling, Broca
et Desprès.

Nous savons, en effet, que les orchites traumatiques peuvent se terminer par suppuration (cas de

Gosselin et de Remy); il en est de même des orchites blennorrhagiques (observations de Vinot, Mickoniewski, Gosselin, Poulallion, Bojorben) ; que cette suppuration survient à la suite de cathétérisme chez les rétrécis et les calculeux (observations de Guyon et de Pilvers) etdans les orchites infectieuses, prenant parfois une marche nettement chronique, comme dans les observations de Hanot et de Cervelle, à la suite d'une dothiénentérie.

Ne peut-on pas supposer que ces orchites à microbes pathogènes spéciaux ou vulgaires peuvent évoluer par une suppuration froide, tout comme les osteo-périostites de la fièvre typhoïde, vers un processus de calcification, et doit-on toujours en accuser la tuberculose ?

Nous citerons ici deux observations de Curling, une de Cooper et une de Carpenter, qui, n'étant pas appuyées sur des examens bactériologiques ne sont pas probantes.

OBSERVATION DE CURLING

(*In* Maladies du testicule. p. 429.)

Un soldat de 70 ans était porteur d'un testicule gauche très induré (paraissant osseux), enflammé et douloureux. Au bout de quelque temps, la suppuration s'établit et le pus qui s'écoula prit l'odeur fétide d'un abcès dû à une maladie des os.

La matière calcifiée s'élimina peu à peu et par petits fragments, dont il sortit environ une centaine, et ce malade finit par guérir avec un testicule atrophié.

OBSERVATION DE CURLING

(*In* Maladies du testicule.)

Homme de 62 ans, porteur d'une tumeur du testicule gauche, douloureuse et fistuleuse. Quinze ans auparavant, orchite aiguë, depuis laquelle le testicule était resté volumineux. Deux attaques identiques avaient suivi une blessure de l'organe ; la dernière, quelques semaines avant l'entrée, s'était terminée par un abcès et la production d'une fistule. Formation d'un deuxième abcès quelques semaines après. A l'ouverture on sent un corps dur et adhérant très fortement ; la fistule continue de fournir un pus clair, pendant plusieurs semaines, et le malade quitta l'hôpital sans être guéri.

Ne serait-ce pas là un abcès chronique d'infection blennorrhagique ? et devons-nous le considérer comme un cas de tuberculose légère ?

Dans un autre cas de Cooper, l'origine blennorrhagique semble encore plus probable.

OBSERVATION DE COOPER

(*In* The structure and diseases of the testis, p. 175)

Un musicien, âgé de 26 ans, eut, à la suite d'une gonorrhée, une inflammation du testicule avec augmentation de volume ; guérison, mais le testicule reste plus gros que la normale. Quelques mois après, nouvelle augmentation, particulièrement dans la partie postérieure qui progresse, occasionnant des troubles dans la fonction de l'organe ; sa grosseur est celle d'une grosse orange ; fluctàtion par endroits. Opération. Le testicule est changé en pulpe molle semblable à la moelle osseuse, avec petit abcès central. Masse dure semblable à du squirrhe dans l'épididyme, et nombreuses parties de cartilage avec kyste hydatique et une grande partie de matières calcifiées.

L'observation de Carpenter est moins probante.

OBSERVATION DE CARPENTER

(*Lancet*. London 1874, I, 297).

Calcareous degeneration of the left testicle.

Homme de 70 ans. Scrotum augmenté de volume du côté gauche, ayant environ cinq pouces de long. Sur la partie supérieure se trouve une fente à travers laquelle suinte un liquide sanieux et fétide. La tumeur est aussi dure qu'une pierre et le stylet gratte contre une substance dure et irrégulière. L'ouverture élargie, on peut extraire un morceau de substance calcaire, dure, d'un douzième de pouce de long. On extrait ainsi chaque fois des morceaux de matière calcaire. Au bout d'un mois, tout était enlevé ; le testicule était détruit. Le malade guérit.

Nous devons à l'obligeance de M. le professeur Cousin, de l'École de Marseille, une observation d'abcès calcifié de l'épididyme, trouvaille d'amphithéâtre, qui, malheureusement, n'a pas d'histoire clinique, ni d'examen histologique. Cependant, le siège à la queue de l'épididyme pourrait faire songer à une épididymite chronique suppurée.

Observation de M. le professeur Cousin

(Inédite.)

Homme de 40 ans, porteur d'une hernie scrotale à droite ; testicule droit atrophié. Abcès de la queue de l'épididyme droit, de la grosseur d'une noix, avec adhérences de la tumeur à la peau du scrotum, mais sans fistule ; contenu caséeux de l'abcès ; parois rigides, calcifiées par place (plaques calcaires).

Ces observations ne sont pas appuyées par des examens bactériologiques, et on pourrait nous objecter que ce sont des lésions tuberculeuses ; cependant, pour certaines d'entre elles, il semble bien que le point de départ soit une inflammation uréthrale propagée. Dans l'observation que nous devons à l'obligeance de M. le professeur Bosc, nous pouvons appuyer notre diagnostic et sur l'examen bactériologique des secrétions purulentes et des coupes, et sur l'examen anatomo-pathologique. Nous discuterons, avec cette observation, le diagnostic différentiel avec l'abcès froid tuberculeux calcifié.

Observation de M. le professeur Bosc

(Inédite)

Vieillard de 72 ans. — Abcès non tuberculeux calcifié du testicule gauche. — Suppuration et fistules.— Castration.— Guérison

Le malade, observé par M. le professeur Galavieille, est un vieillard de 72 ans, dont l'affection testiculaire fut découverte incidemment au cours du traitement d'une broncho-pneumonie. A ce moment, le malade était porteur d'une tumeur occupant le testicule gauche, de la grosseur d'une orange, adhérente au scrotum et présentant une fistule qui débouchait à la partie postérieure des bourses. Le trajet fistuleux, profond, communiquait avec la cavité épididymaire et laissait suinter un pus jaune sale, glaireux et fétide ; la tumeur n'est pas douloureuse. Le début de cette affection est imprécis ; le testicule aurait commencé à grossir sans cause apparente, il y a environ un an, et la fistule se serait formée il y a trois ou quatre mois environ. La lésion aurait débuté dans l'épididyme.

Le malade ne présente aucune affection prostatique et n'a pas de rétrécissement. On n'a trouvé aucun antécédent personnel ou héréditaire tuberculeux.

Incommodé par cette lésion, le malade se soumet volontiers à une opération jugée nécessaire.

M. le professeur Lapeyre pratique la castration haute dans le trajet inguinal. L'opération, faite à l'aide de l'anesthésie à la cocaïne, a des suites parfaites ; la plaie se réunit par première intention et la guérison suit rapidement.

Ce malade, opéré actuellement depuis un an et demi, n'a pas présenté de rechute. L'appareil pulmonaire, ausculté avec soin à plusieurs reprises, n'a pas présenté de lésions tuberculeuses.

Mais le malade a fait, depuis son opération, trois attaques d'urémie, dont une grave avec albuminurie abondante (2 gr. par litre), urémie qui ne s'est plus reproduite, grâce au régime lacté.

Examen de la tumeur (fait par M. le professeur Bosc).— 1° Examen macroscopique. — Le testicule et l'épididyme enlevés forment une masse du volume d'un poing d'enfant, de forme ovoïde et de consistance inégale. L'extrémité, du sommet de laquelle part le cordon, est la plus volumineuse et constitue une tumeur du volume d'une grosse nèfle de dureté pierreuse ; l'autre extrémité, plus petite, est de consistance molle. Sur le point de séparation de la partie dure et de la partie molle existe, au niveau de la peau, conservée en ce point, un orifice à bords froncés, donnant accès dans un trajet fistuleux. Ce dernier s'enfonce profondément et une pression exercée sur la masse dure fait sourdre un pus jaune sale, glaireux, de très mauvaise odeur.

Une coupe est faite suivant le grand axe de la tumeur. La partie molle se coupe facilement et présente la couleur, la consistance et l'aspect finement grenu du testicule ; la partie dure ne donne pas prise au couteau et on doit la sectionner avec une scie fine.

Sur la surface de coupe, on constate que le testi-

cule est très réduit de volume. Il est entouré par ses
tuniques légèrement épaissies et son tissu est lobé
par des travées conjonctives plus apparentes qui
s'épaississent à mesure que l'on rapproche de la paroi
de la partie dure. Cette dernière est formée par une
coque épaisse de 5 millimètres à 1 centimètre, limi-
tant une cavité régulière, remplie de pus glaireux,
fétide et de débris nécrosiques. La surface de sec-
tion, dans la coque est formée de lames imbriquées,
de couleur jaune grisâtre dans sa partie interne,
plus grise vers sa partie externe, avec infiltration
de foyers à bords irréguliers, durs et qui se ramollis-
sent lorsqu'on approche de la cavité, finissant par
s'ouvrir dans cette dernière. La surface externe de
la coque est lisse ; et lorsqu'on la frappe avec le dos
du couteau, on obtient le même son que si l'on
frappait sur un os. La partie de la paroi qui est en
rapport avec le testicule est moins épaisse et moins
dure ; elle est irrégulièrement ulcérée, ocreuse et se
confond progressivement avec les lames conjonctives
d'apparence vitreuse, qui vont se perdre dans le
testicule. Un point de la paroi, situé en dehors, mais
au voisinage du testicule est creusé plus profondément, et il s'est établi une fistule à bord anfractueux,
à travers un tissu conjonctif épaissi et adhérant à la
peau. Cette fistule aboutit à un orifice cutané qui
fait communiquer la cavité avec l'extérieur. On est
donc en présence d'un abcès de l'épididyme à parois
crétifiées, se ramollissant progressivement, enva-
hissant le testicule et communiquant par une fistule
avec l'extérieur.

2° Examen microscopique. — L'examen de plusieurs fragments colorés de façon variable, après décalcification, montre tout d'abord que la paroi dure de la cavité n'est pas constituée par des tissus osseux, mais qu'il s'agit d'une simple infiltration calcaire dans un tissu conjonctif épaissi.

A un examen plus attentif, pratiqué au niveau de la partie la plus épaisse de la coque, on constate que la partie interne est anfractueuse, recouverte de débris nécrosiques, renfermant des globules blancs en grande quantité, des grains calcaires et des débris de tissu conjonctif. Le tissu qui se trouve au-dessous est formé par des lames scléreuses, épaisses, fragmentées, et dont les espaces dilatés sont infiltrés par de nombreux leucocytes. Au-dessous, vient une très épaisse couche formée par de larges bandes conjonctives, dépourvues de noyau, d'aspect homogène et renfermant des espaces irrégulièrement dilatés. Ces espaces sont remplis de fines granulations calcaires, de même que les parties avoisinantes. Au-delà de cette couche, les lames conjonctives deviennent moins épaisses ; les espaces interlamellaires, plus nombreux, communiquent plus facilement entre eux, renfermant des globules blancs en nombre considérable ; le tissu conjonctif renferme de plus nombreux noyaux en arrière, et forme ainsi, progressivement, un tissu conjonctif de plus en plus vascularisé et de structure qui se rapproche d'un tissu conjonctif enflammé. L'infiltration embryonnaire y est marquée et elle est surtout prononcée autour des vaisseaux.

Les lésions sont encore plus intéressantes à étudier au niveau de la paroi qui est en rapport avec le testicule. La partie interne de cette paroi est encore constituée par de volumineuses bandes conjonctives infiltrées de sels calcaires. Mais, à mesure que l'on va vers le testicule, le tissu conjonctif se vascularise.

Il est constitué par des tractus bien moins épais, à noyaux nombreux, à espaces lymphatiques abondants, renfermant des leucocytes abondants. Les foyers d'infiltration embryonnaire péri-vasculaires deviennent volumineux et forment des nodules renfermant de nombreux leucocytes et qui aboutissent à la nécrose et à la formation d'un abcès. Dans les points les plus rapprochés du testicule, on assiste à un processus de cirrhose avec disparition des tubes épithéliaux. Dans les points où l'aspect normal du testicule est à peu près conservé, le tissu conjonctif intertubulaire est pénétré par une infiltration embryonnaire et leucocytique et par des vaisseaux dilatés, riches en globules blancs. Cette infiltration envahit la périphérie des tubes, détruit leur paroi, tandis que leur lumière s'infitre de leucocytes. Ce processus inflammatoire aboutit à la disparition des tubes épithéliaux et à la formation d'une plaque conjonctive.

L'étude des nodules inflammatoires permet de penser à un processus d'inflammation subaigu, non spécifique, se terminant par une sclérose dense avec infiltration calcaire. Nulle part, nous n'avons trouvé de cellules géantes, et la recherche du bacille tuberculeux, sur les coupes comme dans le pus, est demeurée négative. On peut donc penser qu'il s'agit dans ce cas d'un abcès banal du testicule, évoluant comme un abcès froid et aboutissant à la calcification.

L'examen bactériologique du pus a montré l'existence de bactéries banales.

Ce qui nous frappe dans cette observation, c'est du côté de l'affection locale, le début insidieux, le point de départ de la lésion dans l'épididyme avec invasion consécutive du testicule, l'indolence de l'affection, l'accroissement lent avec suppuration froide et primitive d'un trajet fistuleux. Du côté de l'état général : l'âge avancé du sujet, les lésions rénales, dans l'examen bactériologique, l'absence totale du bacille de Koch, dans le pus et dans les coupes, ainsi que l'absence de cellules géantes dans les coupes histologiques.

L'évolution clinique rappelle celle de la tuberculose ; cependant le pus est glaireux et fétide et non caséeux, grumeleux, comme dans cette dernière. Mais c'est surtout l'absence de tout élément tuberculeux constaté aux examens microscopiques qui nous confirme dans notre diagnostic. D'autre part on n'a trouvé ni induration du cordon, ni lésion prostatique ou vésiculaire, lésions qui sont constantes dans la tuberculose génitale. Le malade ausculté longtemps après n'a jamais présenté de lésions pulmonaires.

En présence de ces faits, il nous est donc permis d'éliminer la tuberculose et d'affirmer que nous avons eu affaire à un abcès du testicule à évolution chronique, non spécifique, abcès banal dont l'évolution, toute semblable à celle d'un abcès froid, a abouti à la formation d'une concrétion calcaire. Nous trouvons la raison de ce processus dans la décalcification physiologique de la vieillesse aggravée par ce défaut d'émonctoire dû à des lésions rénales.

Nous concluons donc :

1° Les abcès calcifiés du testicule sont fréquemment dus à la transformation calcaire des matières tuberculeuses.

2° Il existe cependant des abcès chroniques, à évolution clinique semblable à celle de la tuberculose, dont le diagnostic ne peut être fait que par les examens bactériologiques, et qui ne sont pas spécifiques.

Et ce diagnostic est important, car le pronostic de ces lésions deviendra alors bénin. Les suppurations qui se produisent autour des foyers tuberculeux calcifiés prouvent, en effet, que la lésion n'est pas complètement éteinte ou qu'il y a eu réinfection.

La thérapeutique sera moins interventionniste encore que dans les cas de tuberculose ; le plus souvent expectante, elle interviendra pour exciser la tumeur calcifiée de façon à laisser un testicule qui ne sera pourtant plus qu'un « testicule moral », ou bien l'intervention sera plus radicale, et l'on opèrera la castration. Si on enlève cette « illusion consolante » d'un testicule privé de sa fonction, on peut se demander, avec Deville, « ce que peut avoir de séduisant un scrotum entouré de cataplasmes ».

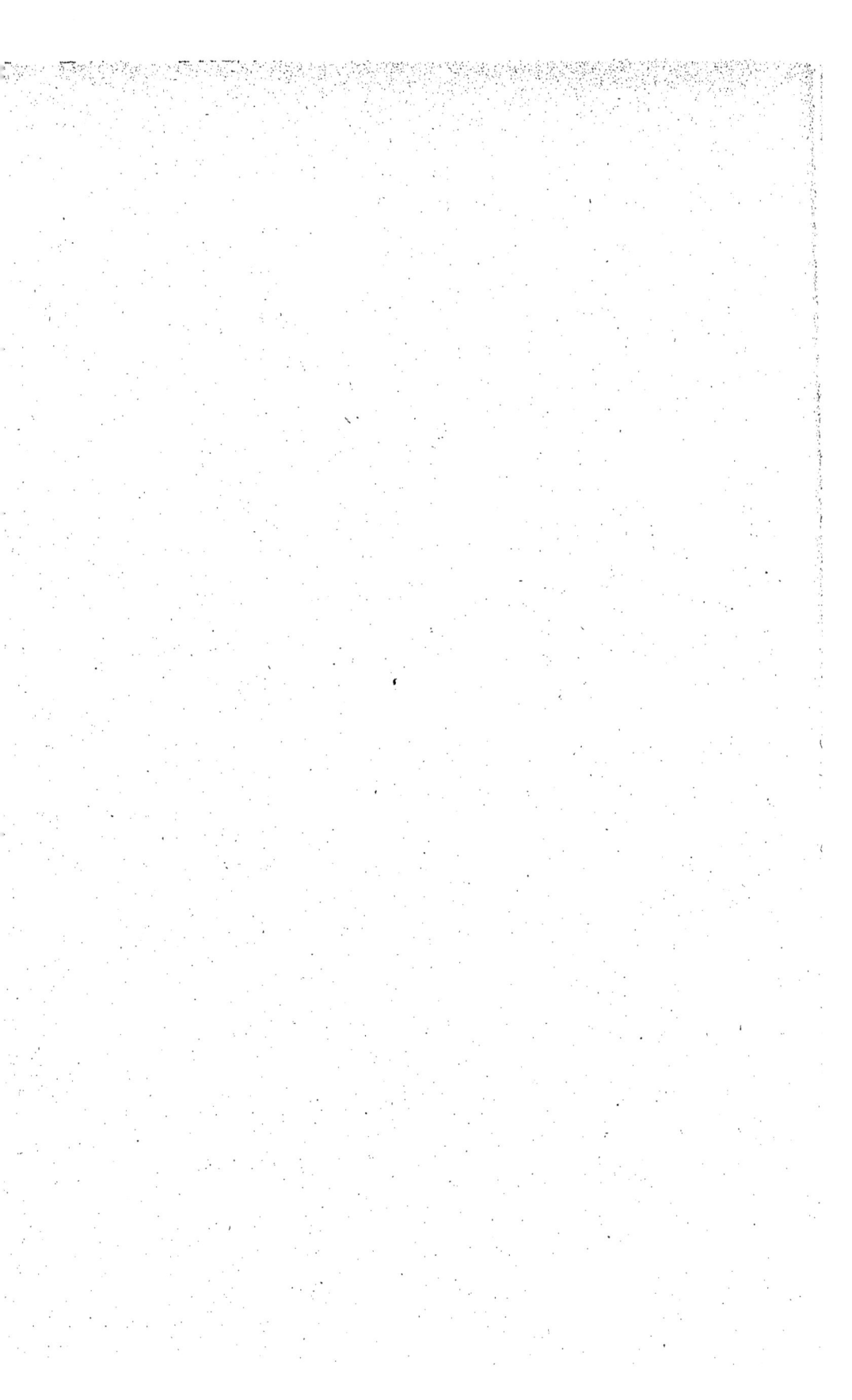

BIBLIOGRAPHIE

BANGS. — Illustrative case of calculous disease. (Med. rec. N.-Y., 1895, XLVII, 513-516.

BINOT DE VILLIEPS. — Essai sur les affections calculeuses. (Paris, 1832, 4°, n° 100, 27 p., v. 251).

BOUCHARD. — Maladies par ralentissement de la nutrition. Paris, 1882,

BOUCHARD. — Pathologie générale. (Paris, 1900, III, 2° partie, 623, 650-655).

BROUSSAIS. — Phlegmasies chroniques, 1808.

CHOMEL. — Path. générale, Paris, 1841.

CORNIL et RANVIER. — Manuel d'hist. path., p. 60-464.

CRUVEILHIER. — Anat. path., I, III, 831.

DE LENS. — Notions générales sur les concrétions ou calculs des animaux. (J. gén. de méd., chir. et pharm., Paris, 1812, XLV, 3.

GOSSELIN. — In Maladies du testicule de Curling.

HARTING. — Recherches de morphologie synthétique sur la production artificielle de quelques formations calcaires organiques. (Verhandel. d. k. Akad. v. Weteusch., Amst., 1873, XIII, 1-84, 1 pl.

HENRY (W.). — On urinary and other morbid concretions. (Med. chir. Tr., Lond., 1819, X, 125-146).

JAENISH (C.-G.). — Calculorum considerationem theoreticam publice defendet. (Halae, Magdeb., typ. Curtionis, 1758, 4°, 34 p. 3 l.

LANCEREAUX. — Traité d'anat. path., 1875-77.

LANDERER. — Beiträge zur Kenntniss der Konkretionen. (Arch. f. physiol. u. path. Chem. u. Mikr., Wien., 1853-4, VI, 145-148).

LOBSTEIN. — Traité d'anat. path., t. II, p. 160.

WECKEL.— Observations anatomiques sur des pierres trouvées dans les différentes parties du corps humain. (Traduit du latin). Phys. u. med. Abhandl., d. k. Acad. d. Wisensch. zu Berl., Gotha, 1786, IV, 431-452.

WECKEL. — Ibidem. Collect. Acad. de Mem., etc. ; Paris, 1770, IX, 1-14, 4 pl.

PETIT (A.). — Sur le rôle des calcosphérites dans les calcifications à l'état. path. (Arch. d'anat. micr., Paris, 1897, I, 107-124, 1 pl.)

POULALION. — Les pierres du poumon et la pseudo-phtisie pulmonaire d'origine calculeuse. (Thèse de Paris, 1891.)

RAYER.— Mémoire sur l'ossification morbide considérée comme une terminaison des phlegmasies. (Arch. méd., t. I, 1823, p. 327-499.)

RENZI. — L'Imparziali, n° 9 ; et Gaz. hebd. de méd. et de chir., n° 34, 1872.

STUTZIC. — De concretionibus anorganicis in organissimo (sic) humano. (Pragae, Typ. fil. T. Haase, 1846, 8°, 28 p.).

TALAMON. — De la calcification. (Rev. de méd. et de chir., 1877, 300-459-531).

TAFT (W.). — Abnormal calcareous formation in the human system. Clinic., Cincin., 1875, VIII, 37-39.

VALENTIN. — Ueber Bildung anorganischer Concretionem in organischen Theilen. (Arch. f. anat., phys. u. Wissensch. med., Berl., 1836, 256, 1 pl.)

VICQ D'AZYR. — Concrétions animales (Hist. Soc. roy. de méd., Paris, 1779, 204-224, 7 pl., et 1780-81, 279-286, 3 pl.).

VIRCHOW. — Pathologie cellulaire. (Trad. franç., 1861, 307).

VIRCHOW. — Kalk metastasen, in Arch. fur Path. an. (Berlin, 1855, VIII, 103-113.)

VIRCHOW. — Seltene Steine vom Menschen. (Arch. f. path. anat. etc., Berlin, 1861, XXI, 116-118, 1 pl.).

VULPIAN. — Cours inédit de la Faculté, 1872, in Lécorché. (Thèse d'agrégation, 1879).

BROCA. — Tubercules cutanés nombreux développés dans l'épididyme et le canal déférent. (Bull. Soc. anat. de Paris, 1851, XXVI, 375.

Dictionnaire des Sciences médicales, t. XVI, p. 600.

DUFOUR. — Tuberculose du testicule. (Thèse de Paris, 1854).

DUPLAY et RECLUS. — Traité de chirurgie, t. VII.

FŒRSTER. — Handbuch des pathologischen Anatomic, t. II, 361.

Handbuch des deutschen Chirurgie. Art. *Hoden (testicule).*

KOCHER. — Art. *testicule in* Handbuch des Chirurgie.

KOEHLER (L.). — Stwardnienie jadra. (Case of indurated testicle). Pom. Zowarz. Lek. Wortzaw., 1841, V, 198-202.

LAENNEC. — Auscultation médicale, t. II, p. 310.

LEBERT. — Physiologie path., Paris, 1845. — Traité des maladies scrofuleuses et tuberculeuses, Paris, 1849. — Traité d'anat. path. générale, Paris, t. I, 1855.

LUDDON (E.). — On a case of hernia with indurated testicle. (Lancet, London, 1853, I, 174).

MANDL (L.). — Recherches sur la structure interne du tubercule et de ses transformations. (Arch. gén. de méd., 1854, vol. 1, série V, t. III, p. 421).

RECLUS. — Du tubercule du testicule et de l'orchite tuberculeuse. (Thèse de Paris, 1876).

ZOTT (C.-A.). — Ueber Behandlung des induration der Hoden. (J. f. chir. u. Augenh., Berl., 1830, XIV, 156-158)

Bull. de la Soc. anat., 1847, p. 486.

Bull. de la Soc. anat., 1848, p. 28.

BURNS (J -N.). — Double testicular abcès on urethral an prostatic irritation. (Brit. med. Journal, London, 1888, t. II, p. 990.

CARPENTER (W.-G.). — Calcareous degeneration of the left testicle. (Lancet, London, 1874, I, 297).

Cooper (A.). — On the structure and diseases of the testis.,
1841, p. 175.

Curling. — Maladies du testicule, p. 428.

Després. — Essai sur le diagn. des tumeurs du tubercule.
(Thèse de Paris, 1861).

Diaz Villabella. — Calculo en las cubertos del testiculo. (Rev.
de med. y Cirurg. pract., Madrid, 1882, XI, 202).

Gamgee (J.-S.). — Account of a calcified testicle of a ram. (London, Compton a. Ritchie, 1850, 8°, 7 p., 1 col. pl).

Henriot. — Abcès du testicule droit; hydrocèle enkystée du
cordon. (Bull. Soc. anat. de Paris, 1877, XVII, 403-405).

Lallemand. — Des pertes séminales involontaires, n°s 2 et 8.

Melchiori (G.). — Incrostazione calcare della vaginale del tes-
ticolo. (Gazz. med. ital. lomb., Milano, 1852, 35,
III, 49-51).

Monod et Terrillon. — Maladies du testicule et de ses annexes,
1889.

Neumann. — Ostéome du testicule. Arth. des Heilkunde.
Leipzig, 1875, t. XVI, 92..

Price. — Ostéome du testicule. Transact. of the path. Soc. of
London, 1885, t. XXXVI, 296.

Salleron. — Mémoire sur les affections des organes génitaux
de l'homme. (Arch. gén. de méd., juillet 1869).

Schwartz (E.). — Maladies chirurgicales des organes génitaux
de l'homme. (Encyclop. intern. de chir., p. 508).

Steiner. — Chronische orchitis. (Langenbeck's Archiv., XVI,
1874).

Virchow. — Path. des Tumeurs.

Chabrié. — Les phénomènes chimiques de l'ossification.

Dumas. — Journal général de médecine, t. XXIII. Aperçu physiologique sur les transformations des organes.

Gautier. — Chimie physiologique, 1871.

Laugier. — Considérations chimiques sur diverses concrétions
du corps humain. (Mém. Acad. roy. méd. Paris, 1828,
I, 394-416).

TREVET (C.). — Analyse chimique d'une concrétion calcaire extraite du testicule d'un vieillard après sa mort. (J. de chim. méd., etc., Paris, 1831, VII, 107-109).

DÉJERINE (J.). — Recherches des bacilles de la tuberculose calcifiée et caséo-calcifiée. (Bull. Soc. de biologie, 26 juillet 1884, p. 500, et In Revue de méd., VIe année, Paris, 1884, p. 921-934.)

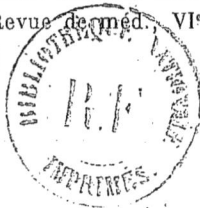